AF245194

UN FAIT DE DESTRUCTION

D'UNE

PARTIE DE LA FACE

QUATRE FAITS DE DIVISION

DE LA

VOUTE PALATINE OU DU VOILE DU PALAIS

MOYENS D'Y REMÉDIER

PAR

LE Dr S. GOLDENSTEIN,

CHIRURGIEN DENTISTE,

MÉDECIN DE LA FACULTÉ DE PARIS,

Ex-chirurgien des ambulances françaises, 1870-1871.
Auteur du *Traité des déviations des dents et leur redressement*,
Présenté à l'Académie de médecine et à l'Académie des sciences.

(LIRE LE COMPTE RENDU, DERNIÈRE PAGE)

PARIS

LIBRAIRIE J.-B. BAILLIÈRE ET FILS

19, rue Hautefeuille, près du boulevard Saint-Germain.

1874

SOMMAIRE

UN FAIT DE DESTRUCTION D'UNE PARTIE DE LA FACE ;
QUATRE FAITS DE DIVISION DE LA VOUTE PALATINE OU
DU VOILE DU PALAIS. MOYENS D'Y REMÉDIER.

OBSERVATION PREMIÈRE.

Hôpital Saint-Louis, service du Dr Lallier. — Destruction d'une
partie de la face.

La nommée Carbonis, 38 ans, a une vaste ulcé-
ration de la face qui, partant de la lèvre supérieure,
s'est étendue à tout le nez, la lèvre inférieure et la
moitié de la joue gauche.

Le Dr Trélat tente une autoplastie, mais un
érysipèle survient, en compromet le résultat, et le
mal, faisant des progrès, atteint le globe oculaire
gauche.

La malade entre à Saint-Louis au mois d'avril
1865. Pour les médecins de cet hôpital, il s'agit
d'un lupus scrofuleux, et elle est soumise au
traitement ordinaire. Aucune amélioration ne de-
venant manifeste, le Dr Lallier songe à une affec-
tion spécifique et prescrit l'iodure de potassium.
Alors on voit la cicatrisation des portions détruites
s'effectuer peu à peu. Néanmoins, cette femme
reste horriblement défigurée, comme l'indique la
photographie ci-jointe.

Traitement. — C'est alors que notre concours est
devenu indispensable pour cette pauvre malade. En

effet, par la prothèse, j'ai pu restaurer artificielle-
ment ce qu'elle avait perdu, et remplacer un aspect
hideux par une physionomie presque normale. Le
but que je m'étais proposé a été pleinement atteint;

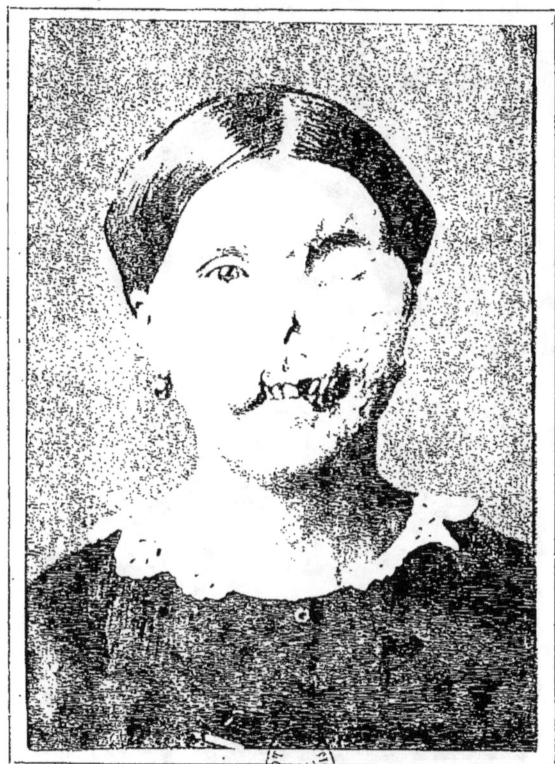

Fig. 1. — Malade sortant de l'hôpital.

mon appareil prothétique, par sa souplesse, peut
obéir aux contractions musculaires de la face et
suivre les mouvements des mâchoires pendant l'acte
de la mastication ; il est maintenu en position par

l'intermédiaire d'un autre appareil ajusté sur une portion de la voûte palatine de telle sorte que rien n'est visible à l'extérieur.

La malade est aujourd'hui à la Salpêtrière, et le

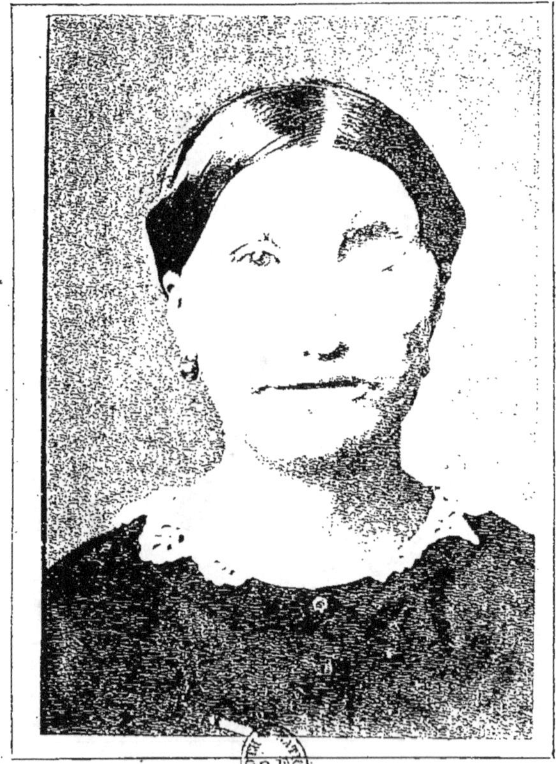

Fig. 1 *bis*. — Malade sortant de mon cabinet.

succès se trouve confirmé, ainsi que l'ont constaté les chirurgiens Gosselin, Verneuil, Lallier, Voille-mier, etc.

OBSERVATION DEUXIÈME.

Hôpital de la Charité, service du professeur Gosselin. — Bec-de-lièvre. — Division congénitale de la voûte palatine et du voile du palais.

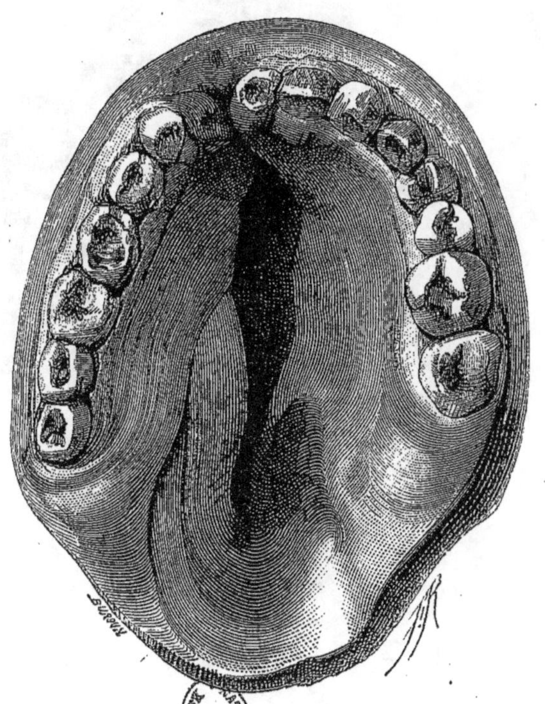

Fig. 2. — Mâchoire du malade sortant de l'hôpital.

Dailler, 25 ans, naquit avec une division de la voûte palatine et du voile du palais. A 3 ans, il fut opéré du bec-de-lièvre sans que son état fût améliore.

En décembre 1871, le D^r baron Larey présente le malade au professeur Gosselin, qui trouve la perte de substance trop considérable pour tenter une opération de staphyloraphie.

Mon savant maître me confie donc le malade.

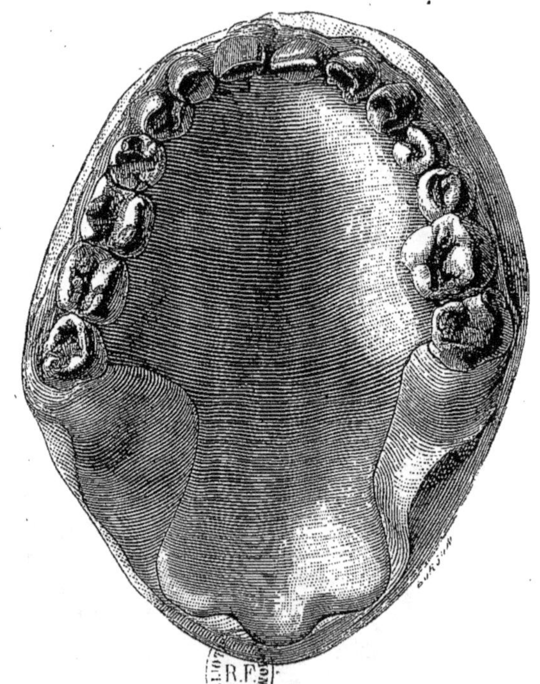

Fig. 2 *bis*. — Mâchoire du malade sortant de mon cabinet.

L'inspection de sa bouche me fait reconnaître l'absence de la grande incisive droite ; à sa place, je remarque une fente ou un intervalle qui s'élargit, d'avant en arrière, sur toute la longueur de la voûte palatine et du voile du palais ; on voit, au fond, les fosses nasales avec le vomer et les cornets. Les paroles de Dailler sont incompréhensibles, et, pendant ses repas, les aliments solides et liquides introduits dans la bouche ressortent en partie par les narines.

Traitement. — Ayant pris l'empreinte très-fidèle de la paroi supérieure de la bouche jusqu'au pharynx, j'ai pu reconstituer à ce pauvre garçon une voûte palatine solide, ainsi qu'un voile du palais flexible, faisant corps avec la voûte solide. L'appareil, dans son ensemble, se trouve parfaitement en rapport avec les portions subsistantes de la muqueuse buccale.

Dès les premiers instants de l'application de cet appareil, et séance tenante, le malade a pu boire sans être exposé à rendre par les narines le liquide ingéré par la bouche. La mastication et la déglutition sont devenues des phénomènes physiologiques.

Quant à la parole, il a fallu faire lire et parler le malade en le corrigeant, mais le progrès s'est fait rapidement sentir.

OBSERVATION TROISIÈME.

Publiée dans la GAZETTE DES HÔPITAUX **du 12 août 1869.**

Hôpital de la Charité, service du professeur Gosselin. — Division congénitale du voile du palais et de la voûte palatine. — Bec-de-lièvre opéré à trois mois.

Marie Ch., 17 ans, entre à la Charité le 14 juin 1869. Gêne considérable dans l'exercice des fonctions de la voix ; impossibilité de se faire comprendre. On reconnaît un bec-de-lièvre double, mais l'opération faite à 3 mois n'a donné de résultat favorable que du côté gauche, de telle sorte que l'infirmité a persisté à droite et se manifeste par un écartement qui, partant des dents incisives, au niveau du tubercule médian, va en s'élargissant jusque derrière le voile du palais, qui est divisé en deux parties, sur chacune desquelles on aperçoit la moitié de la luette, également divisée. Cette perte de substance laisse voir les fosses nasales, avec le vomer et les cornets ; elle représente une forme triangulaire dont le sommet est en avant et la base en arrière, celle-ci mesure trois centimètres.

M. Gosselin, reconnaissant l'impossibilité d'une intervention chirurgicale pour remédier à cette infirmité, si pénible cependant au point de vue de la parole et de l'alimentation, dut songer à un appareil

prothétique, c'est-à-dire à un moyen artificiel seul
capable de rendre à la malade ce que la nature lui
avait refusé.

Traitement. — Il s'adressa donc au Dr Goldenstein, habile chirurgien-dentiste qui, dans plusieurs
cas analogues, avait obtenu d'excellents résultats.

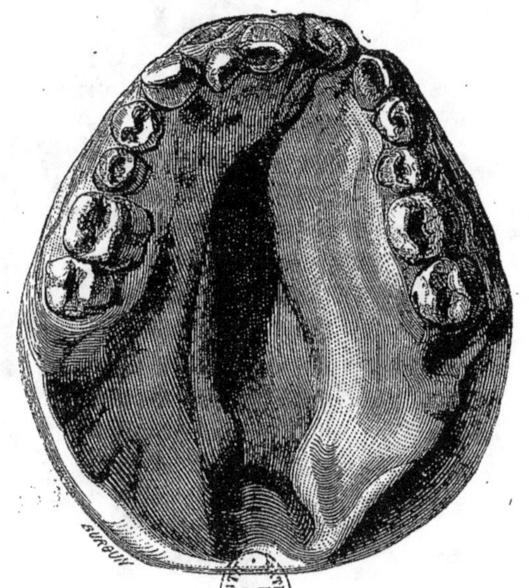

Fig. 3. — Mâchoire de la malade sortant de l'hôpital.

M. Goldenstein, en effet, a justifié pleinement la
confiance de M. Gosselin en construisant un appareil aussi simple qu'ingénieux, et qui satisfait à
toutes les conditions exigées.

Cet appareil, entièrement en caoutchouc vulca-
nisé, se compose d'une partie dure destinée à rem-

placer la voûte palatine ; sa portion supérieure offre une saillie correspondante à la cavité décrite plus haut. Cette partie dure se continue en arrière avec une languette molle, d'une longueur de trois centimètres, qui, jointe aux trois centimètres de la partie dure, forme une étendue de six centimètres.

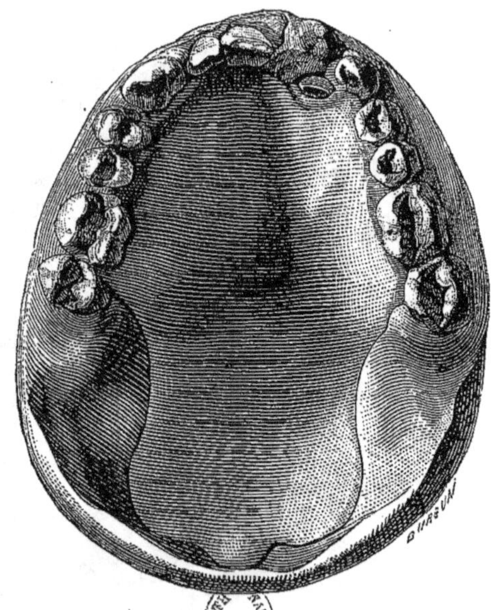

Fig. 3 *bis*. — Mâchoire de la malade sortant de mon cabinet.

L'appareil offre, dans son grand diamètre transversal, une longueur de cinq centimètres ; il s'adapte de chaque côté aux deuxième, troisième et quatrième molaires par trois capsules en or, fixées dans la portion dure, qui est elle-même montée sur une plaque de platine. Il masque complètement la division du voile du palais et de la voûte palatine. Sa couleur même est celle qu'offre la muqueuse de la cavité buccale.

Depuis que la malade porte cet appareil, la mastication et la déglutition se font normalement. L'émission des sons et l'articulation des mots se sont profondément améliorées par l'exercice qui promet, sous ce rapport, un succès plus confirmatif encore, ainsi, du reste, que le justifient les observations antérieures de M. Goldenstein.

OBSERVATION QUATRIÈME.

Hôpital Lariboisière, service du professeur Verneuil. — Nécrose spécifique de la voûte palatine ayant déterminé sa perforation et la perte de trois dents antérieures avec leur portion alvéolaire.

En 1865, Mlle H.. 19 ans, entra à l'hôpital avec une nécrose spécifique de la voûte palatine. La portion du maxillaire supérieur correspondant aux deux incisives et à la canine droite faisait partie du séquestre.

La malade étant soumise au traitement usité en pareil cas, la partie nécrosée fut éliminée peu à peu, et la guérison arriva, mais la perte considérable de substance amena une perforation complète de la voûte palatine, et une profonde division, en avant, indiquait la chute des trois dents, avec leur portion alvéolaire.

Les troubles de la phonation se manifestèrent aussitôt, avec un nasonnement fort désagréable, qui empêchait la malade de se faire comprendre. Les aliments solides et liquides introduits par la bouche ressortaient par les narines.

Traitement. — Après avoir pris une empreinte très-fidèle, j'ai reconstitué, par la prothèse, la portion tombée de la voûte palatine, ainsi que la portion alvéolaire antérieure de la mâchoire, avec les gencives et les trois dents qui manquaient. L'appareil, parfaitement ajusté, empêche toute communication entre la bouche et les fosses nasales.

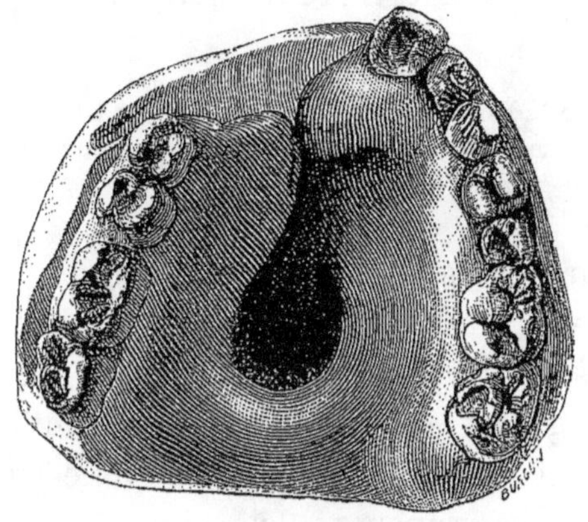

Fig. 4. — Mâchoire de la malade sortant de l'hôpital.

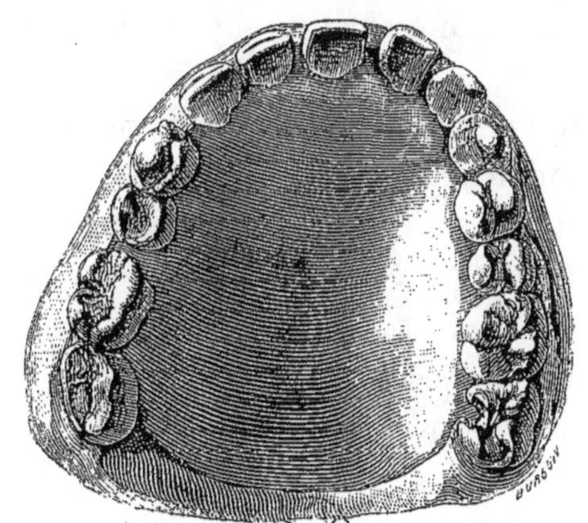

Fig. 4 *bis*. — Mâchoire de la malade sortant de mon cabinet.

La malade, ayant repris sa physionomie habituelle, peut boire, manger et parler comme à l'état normal.

OBSERVATION CINQUIÈME.

Hôpital de la Charité, service du professeur Gosselin. — Polype naso-pharyngien, dont l'extraction a amené la division du voile du palais.

Pellard entra à l'hôpital en janvier 1870, avec un polype naso-pharyngien qui fut extirpé par notre savant maître, le professeur Gosselin. Le malade guérit, mais avec une solution de continuité dans toute la longueur du voile du palais et tous les désagréments, déjà signalés, qui en sont la conséquence.

M. Gosselin me chargea de remédier à cette infirmité.

Ainsi qu'on peut le voir par la figure ci-jointe, la division longitudinale du voile du palais avait réduit cet organe à deux lambeaux flottants, offrant une intervalle de 2 centimètres.

Traitement. — Je construisis pour ce malade un obturateur composé de deux parties : la partie antérieure renforcée dans son épaisseur par une large bande en or s'adaptant très-exactement sur la moitié postérieure de la voûte palatine et se fixant à droite, par l'intermédiaire d'une capsule d'or, sur la première grosse molaire ; à gauche, par le même procédé, sur la deuxième petite et dernière grosse molaire.

La portion postérieure de l'appareil, destinée à

remplacer la perte de substance du voile, prenait naissance dans l'épaisseur de la précédente, mais en différait complètement par sa composition, en raison de la mobilité et de la souplesse nécessaire à l'organe dont elle faisait partie.

J'ai donc dû avoir recours à une préparation

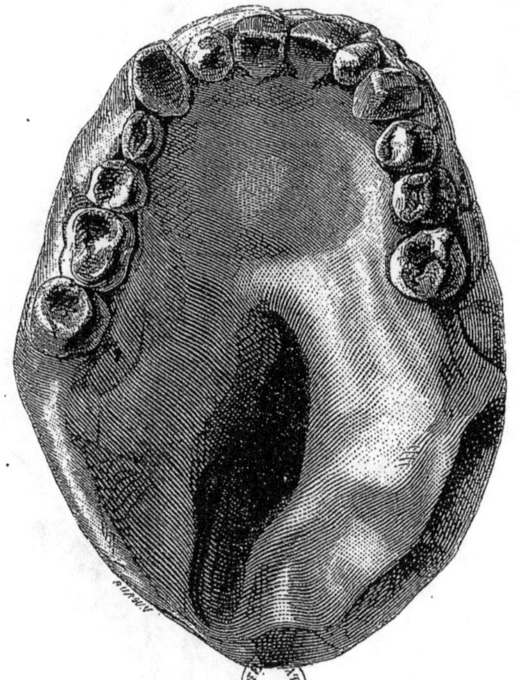

Fig. 5. — Mâchoire du malade sortant de l'hôpital.

spéciale de caoutchouc inaltérable, restant souple, élastique, et possédant, dans la perfection, la consistance du voile pour en suivre les mouvements d'élévation et d'abaissement, tout en conservant sa cohérence avec les parties vivantes.

La viscosité de la salive et surtout la pression atmosphérique, viennent puissamment en aide à l'adhérence des parties naturelles avec les parties artificielles, pourvu que ces dernières soient parfaitement ajustées et en contact immédiat avec la muqueuse buccale.

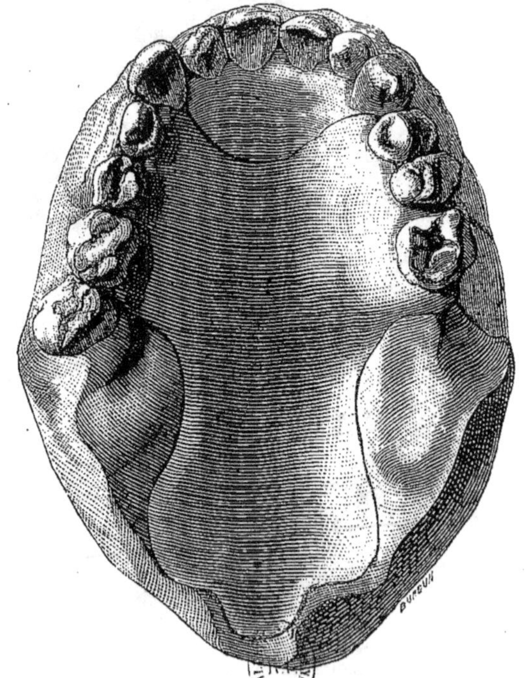

Fig. 5 *bis*. — Mâchoire du malade sortant de mon cabinet.

Dès le premier jour de l'application de l'appareil, les troubles auxquels le malade était sujet ont disparu comme par enchantement.

REDRESSEMENT DES DENTS

Les difformités dont nous venons de parler ayant pour siége la bouche, nous conduisent naturellement à d'autres difformités résultant des déviations des dents.

Nous prenons les principaux types de ces déviations dans notre traité, pour les placer sous les yeux du lecteur. Malgré les difficultés qui paraissaient insurmontables, nous avons pu, par des procédés qui nous sont particuliers, redresser ces organes chez des sujets d'âges variés.

Figure 6.

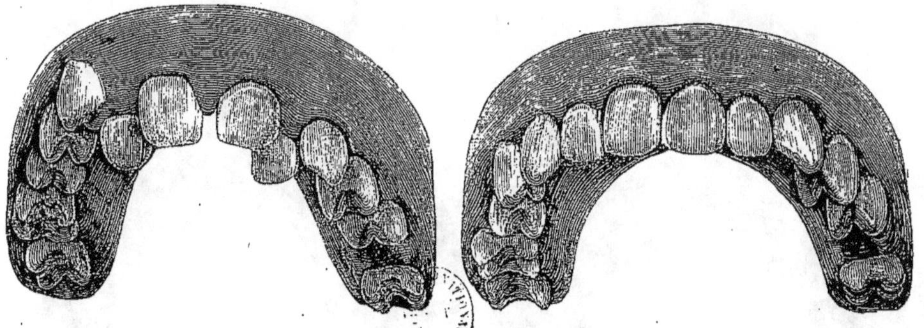

Mâchoire du malade avant le traitement. Mâchoire du malade après le traitement.

Fig. 6. — Sujet de 16 ans, confié à mes soins par M. le professeur Béhier.

(1) Voir notre traité sur les déviations des dents et leur redressement. 1872. 3e édition, **chez l'auteur,**

22, RUE NEUVE-DES-CAPUCINES, A PARIS.

Figure 7.

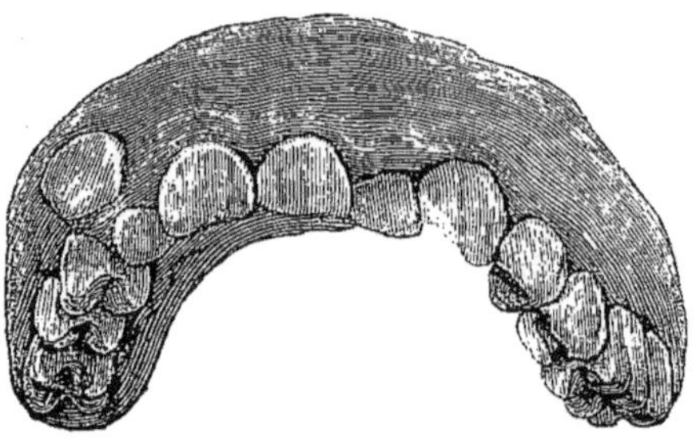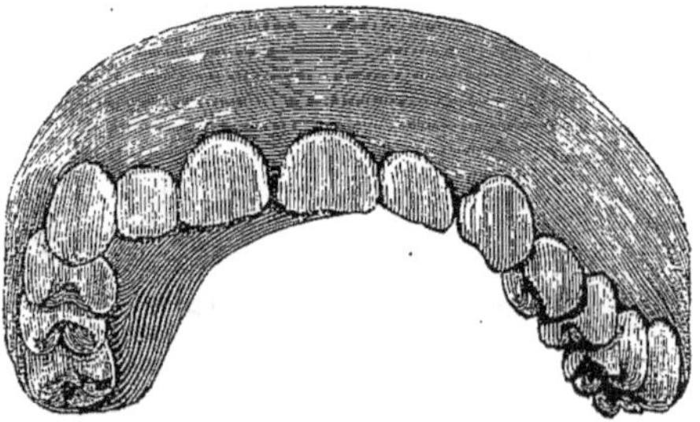

Mâchoire du malade avant le traitement.   Mâchoire du malade après le traitement.

Fig. 7. — Sujet de 14 ans confié à mes soins par le Dr Brouardel, professeur agrégé de la Faculté de médecine, médecin des hôpitaux.

Figure 8.

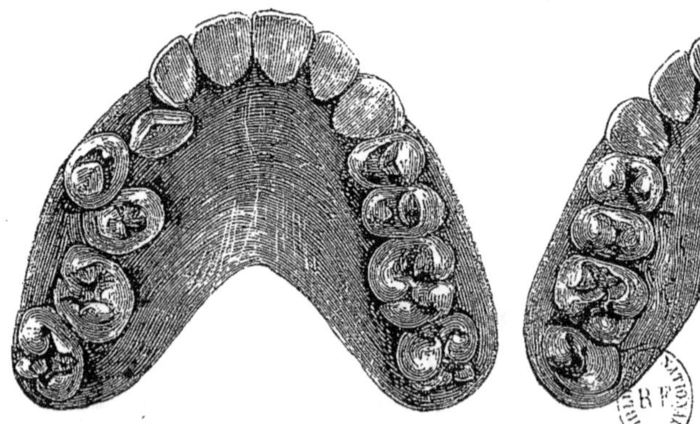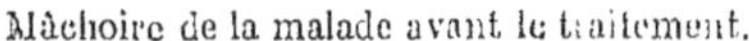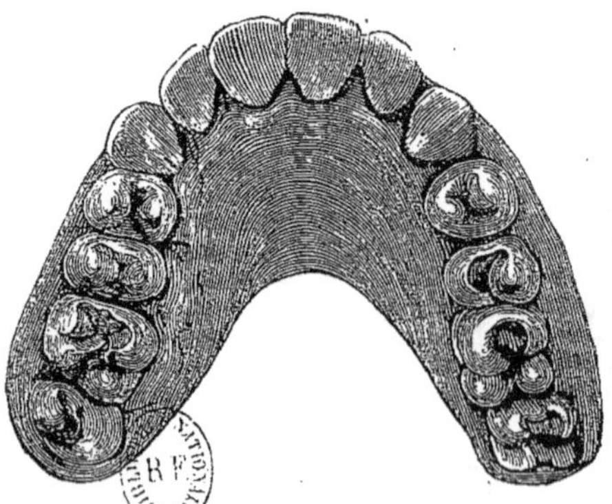

Mâchoire de la malade avant le traitement.   Mâchoire de la malade après le traitement.

Fig. 8. — Jeune fille de 18 ans confiée à mes soins par mon savant et habile maître le Dr Voillemier, chirurgien de l'Hôtel-Dieu, membre de l'Académie de médecine.

ACADÉMIE DES SCIENCES

COMPTE-RENDU.

(*Revue scientifique*, 15 mars 1872.)

Le Dr Goldenstein présente à l'Académie un traité sur les déviations des dents et leurs redressements.

Cette délicate question de chirurgie dentaire, qui divise encore aujourd'hui les praticiens, a été traitée de main de maître par l'auteur; c'est certainement le travail le plus complet que nous connaissions sur la matière, et nous le recommandons à nos confrères.

Après avoir décrit l'anatomie des dents, leur première et seconde irruption, et les anomalies qu'elles présentent, l'habile chirurgien traite des diverses formes de déviation qu'on rencontre dans la pratique, ainsi que de leurs causes. Un chapitre très-intéressant est celui où l'auteur passe en revue toutes les méthodes employées jusqu'à présent pour remédier aux anomalies des dents. Il décrit ensuite sa propre méthode et ses appareils. Le troisième chapitre, enfin, est consacré aux observations des dents déviées qu'il a eu à traiter, ainsi qu'aux observations des anomalies des dents recueillies dans les annales de la chirurgie dentaire. L'ouvrage est orné d'un assez grand nombre de dessins représentant les cas les plus curieux traités par l'auteur, et qui lui ont été confiés par les médecins et chirurgiens des hôpitaux de Paris.　　Dr E. Decaisne.

Paris. A. Parent, imprimeur de la Faculté de Médecine, rue M^r-le-Prince, 31.